CONSEILS

HYGIÉNIQUES

OU

MANIÈRE DE CONSERVER LA SANTÉ,

PAR

E.-P. DUBERGÉ,

MÉDECIN A VAYRES.

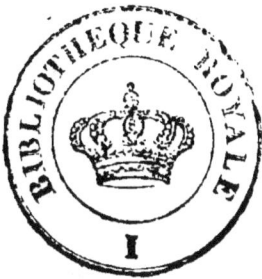

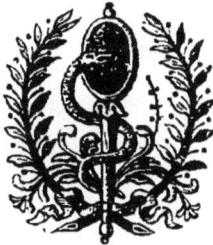

BORDEAUX,

IMPRIMERIE DE GAZAY ET COMP., RUE GOUVION, 16.

—

1844

Vayres, le 30 Janvier 1844.

Si la santé est, comme on le dit, le plus grand des biens, la science qui nous apprend à enseigner à la conserver, l'hygiène en un mot, devrait être la première et la plus considérée de toutes les connaissances humaines. Est-il, en effet, d'art plus utile à acquérir que celui d'assurer ou d'entretenir le bon état de nos organes, de les modifier même en les perfectionnant, et de diriger l'emploi de tous les moyens qui peuvent avoir une influence sur notre constitution et nos facultés. Une connaissance aussi indispensable devrait entrer dans l'éducation publique et faire partie des matières exigées pour les écoles primaires. Pareille mesure ne tarderait pas à produire de bons résultats, surtout si l'on faisait choix d'ouvrages élémentaires, simples, clairs, et débarrassés, autant que possible, des termes scientifiques, qu'il faut laisser aux traités plus développés, lesquels ne sont pas à la portée de tout le monde. On pense bien que nous n'avons pas la prétention de résumer dans quelques pages les hautes données de la science; nous voulons seulement offrir, sur ces matières, les notions les plus indispensables à toutes les classes de la société : c'est un rôle modeste qui nous convient et dont nous n'avons pas besoin de montrer l'utilité.

E. DUBERGÉ.

DE L'HYGIÈNE.

L'hygiène est l'art de conserver la santé, de prévenir le dérangement de nos organes, et même de remédier à leurs affections. Elle seule peut nous apprendre à maintenir notre constitution dans un état d'équilibre que les agents extérieurs tendent sans cesse à détruire, si nous n'apprenons pas à diriger leur emploi et à prévenir leur influence fâcheuse. Les principaux agents de la nature et les principaux moyens artificiels qui peuvent modifier en bien ou en mal l'état de notre santé sont : 1º les *aliments*, 2º les *boissons*, 3º les *influences atmosphériques*, 4º les *habitations*, 5º les *vêtements*. Nous allons les étudier séparément et d'une manière sommaire; mais avant, il est nécessaire de faire connaître les différences sensibles que l'on remarque entre les tempéraments et dont toute bonne méthode, soit curative ou préservative, doit tenir un compte exact. On sait en général qu'il y a quatre tempéraments principaux : 1º le *sanguin*, 2º le *bilieux*, 3º le *nerveux*, 4º le *lymphatique*.

L'homme sanguin a la face colorée, les cheveux presque toujours bruns, les veines sans cutanées très-développées; il est vif, enjoué, inconstant.

Le bilieux est caractérisé par une teinte jaunâtre de la peau, des muscles secs, des cheveux noirs ou bruns, un grand développement du foie ; il est irascible, fougueux, mélancolique.

Le nerveux se fait remarquer par une vive sensibilité physique et morale, par des formes grêles et par une forte impressionnabilité ; il a l'esprit prompt, mais il est d'une grande variabilité dans ses déterminations : ce tempérament est plutôt acquis que naturel.

Le lymphatique a les formes arrondies, molles, des cheveux blonds pâles, un visage bouffi, souvent décoloré ; il se reconnaît surtout au gonflement des glandes du col ; il est paresseux, peu propre aux affaires, et chez lui les passions sont très-modérées : ce dernier tempérament n'est guère départi qu'à l'enfance ; il disparaît presque toujours vers l'âge de puberté.

CHAPITRE PREMIER.

DES ALIMENTS.

Le mot aliment désigne toute substance que l'homme peut absorber par les voies digestives pour servir au développement de ses organes et réparer leurs pertes. Les aliments, pour produire ce bon effet, doivent être de bonnes qualités, pris en temps opportun et avec modération ; ils ne déterminent alors ni malaise, ni fatigue, ni agitation ; au contraire, leur ingestion procure un bien-être réparateur et ils s'assimilent sans ef-

fort à notre propre substance. Si l'on en prend outre
mesure, c'est-à-dire si l'on continue à manger lorsque
la faim est satisfaite, la digestion devient laborieuse,
la respiration difficile, et, si l'estomac ne se débarrasse
pas des matières mal digérées qui le fatiguent et l'op-
pressent, elles déterminent bientôt dans les intestins
une irritation qui fait maigrir l'individu, malgré la
grande quantité de nourriture qu'il peut absorber journellement.

Chez la plupart des personnes qui ont habitué leur
estomac à supporter beaucoup d'aliments, cet organe
acquiert une énergie extraordinaire aux dépens de tous
les autres organes de l'économie, et surtout des facultés intellectuelles. Un embonpoint excessif entretenu
par la surabondance de nourriture les rend impropres
aux exercices variés du corps et de l'esprit. Ces mal-
heureux sont sans cesse menacés d'apoplexie, de la
goutte, et particulièrement des maladies du ventre.

Règle générale, la quantité des aliments doit être
proportionnée aux besoins du corps et aux pertes qu'il
peut éprouver; laissons à notre estomac le soin d'indi-
quer cette proportion convenable, il est un guide excellent quand on ne surexcite pas son appétit naturel
par des mets trop recherchés.

Nous empruntons nos aliments au règne animal et
au règne végétal; ceux de la première espèce sont
beaucoup plus nourrissants que les derniers. Les substances alimentaires prises dans le règne animal sont :
le bœuf, le mouton, le cochon, le lièvre, le lapin, le
coq, l'oie, le canard, le pigeon, la grive, le merle,

l'alouette, la caille, l'ortolan, la perdrix, le râle, la
bécasse, la bécassine, le vanneau, la sarcelle, la poule
d'eau, etc. La chair de ces animaux, à l'état adulte, est
composée de quatre substances, qui sont : la *fibrine* (qui
en est le principe dominant), la *gélatine*, l'*osmazone*
et l'*albumine*; la partie *fibrineuse* est la plus réparatrice,
c'est-à-dire celle qui, sous un plus petit volume, contient le plus de matières alimentaires. L'excès de cette
alimentation prédispose aux inflammations intestina-
les, à l'apoplexie, mais elle convient très-bien aux
tempéraments lymphatiques, aux constitutions molles,
aux personnes adonnées à des professions pénibles.

La chair des jeunes animaux ne contient que de la
gélatine et de l'*albumine*. L'aliment *gélatineux* nourrit
beaucoup, mais il communique une complexion molle
et provoque les hydropisies. On doit le conseiller aux
personnes d'un tempérament bilieux, sec, ou nerveux, à celles qui ne sont pas obligées de faire un
exercice violent.

L'*albumine* est répandue dans beaucoup d'aliments,
tels que les œufs des gallinacées, ceux des poissons, les
moules, les huîtres, le cerveau des animaux, le foie,
le sang, les ris de veau. Le blanc d'œuf en est entiè-
rement composé : aussi n'est-il pas de nourriture plus
bienfaisante quand on a la précaution de la réduire
à l'état laiteux par une cuisson modérée. L'*albumine*
nourrit beaucoup, laisse peu de résidu et ne fatigue
point l'estomac. Cet aliment est bon aux personnes qui
ont un estomac irritable, aux convalescents qui ont
besoin de beaucoup réparer, aux vieillards, aux fem-

mes. Les huîtres, qui sont en général d'une facile digestion, peuvent devenir funestes aux estomacs irritables.

Dans la chair des poissons entrent de la *fibrine*, de
la *gélatine* et de l'*albumine* à doses à peu près égales.
Ils nourrissent beaucoup sans exciter, et conviennent
particulièrement aux tempéraments bilieux, aux personnes qui ont besoin de réparer, sans être stimulées.
Seulement nous conseillons de les manger le plus frais
possible.

Le *lait*, première nourriture de l'homme, est très-
nutritif; il convient en général aux gens nerveux; il
est surtout propre à nous donner l'embonpoint, la fraî-
cheur que nous a fait perdre l'usage trop prolongé
des stimulants dont on abuse si généralement aujour-
d'hui. Il est contraire aux tempéraments lymphatiques,
aux personnes dont les maisons sont situées dans des
lieux bas et mal aérés.

Les aliments tirés du règne végétal contiennent de
la *fécule*, des sucs *mucilagineux, sucrés, huileux*. Les
aliments dans lesquels entre la *fécule* sont : la farine
de froment, la farine de seigle, le riz, le maïs, la châ-
taigne, les haricots, les pois, les fèves : ce sont, de
tous les végétaux, les plus nourrissants, et dont la digestion est la plus facile. Le pain est le principal fé-
culent; il est trop connu pour qu'on s'y arrête plus
longtemps; tous les autres ne conviennent pas aux
tempéraments lymphatiques, à moins qu'ils ne soient
mêlés à la chair des animaux. Ils vont aux tempéraments bilieux, aux personnes nerveuses, aux convalescents des maladies du ventre et de l'estomac.

Les aliments *mucilagineux* sont : la carotte, la betterave, le navet, le salsifis, l'asperge, la laitue, la chicorée, l'épinards, l'escarole, la blette, l'artichaut, le haricot vert, le petit pois vert, le melon, le potiron, le chou, l'oseille, la rave, le radis ; ils sont plus propres à rafraîchir et relâcher nos tissus qu'à réparer nos forces. Les personnes sanguines, irritables, peuvent en faire usage ; les tempéraments lymphatiques et les hommes exerçant de rudes métiers devront s'en abstenir autant que possible.

Les *fruits* conviennent en général à tout le monde ; cependant il faut qu'ils soient bien mûrs et pris en petite quantité. Les fruits cuits ou secs sont plus nourrissants que les fruits nouvellement cueillis.

Les *amandes*, les *noisettes*, les *noix*, contiennent un suc huileux qui n'a rien de malfaisant, surtout quand on les prend fraîches ; on ne les mange jamais seules, on les associe toujours aux aliments féculents.

Les *assaisonnements* sont des substances solides ou liquides qu'on mêle aux aliments pour en relever la saveur. L'usage modéré de ces substances est souvent très-utile pour stimuler les fonctions digestives de l'estomac ; mais on abuse souvent de ces excitants au point de pervertir le goût et de se donner un appétit factice, qu'il est toujours périlleux de satisfaire ; il faut en cela, comme en tout, tenir compte des habitudes et du tempérament. Ils conviennent aux lymphatiques, à la vieillesse ; sont contraires au jeune âge, à l'âge adulte, et surtout aux femmes qui nourrissent.

CHAPITRE SECOND.

DES BOISSONS.

Les boissons sont destinées à réparer la perte de nos fluides et à favoriser la digestion des aliments : elles sont simplement aqueuses, ou bien elles contiennent des principes acides, sucrés, aromatiques, alcooliques, etc. La boisson la plus simple et la plus essentielle est l'eau, qui n'est pas moins utile à la végétation des plantes qu'à la nutrition des animaux ; elle contribue le plus à prolonger la vie de l'homme et devient un préservatif excellent pour les tempéraments secs, nerveux, excitables ou bilieux ; elle convient aux femmes, surtout dans l'état de grossesse. Cependant elle peut devenir nuisible aux tempéraments lymphatiques, aux professions qui exigent l'emploi de grandes forces musculaires.

Pour être potable, il faut que l'eau soit fraîche, limpide, inodore et ne paraisse au goût ni fade, ni piquante, ni salée, ni douceâtre. On peut s'assurer de ces bonnes qualités en voyant si elle dissout le savon sans former de grumeaux, si elle cuit les légumes secs ; il faut aussi qu'elle soit bien aérée ; ainsi l'eau de pluie ou d'un ruisseau courant sur des graviers est-elle au premier rang ; l'eau de source vient ensuite ; enfin l'eau des puits très-profonds est la plupart du temps insalubre, parce qu'elle se charge souvent de matières étrangères provenant de son contact avec les murs du puits, et qui, d'ailleurs, restant stagnante, contient très-peu d'air.

Les boissons fermentées simples, comme le vin, la bière, etc., excitent tous les organes, et principalement l'estomac et le cerveau. Prises modérément, elles facilitent la digestion, donnent du ton aux organes; mais prises à trop forte dose, elles dérangent les fonctions et jettent le trouble dans les facultés intellectuelles et morales. On connaît assez les fâcheux effets de l'ivresse : elle maintient notre corps dans un état d'irritation continuelle, et devient la source d'une foule de maladies, entr'autres des anévrismes, des apoplexies, de la folie, des inflammations qui peuvent quelquefois dégénérer en cancers.

Ces boissons conviennent aux tempéraments lymphatiques, aux gens avancés en âge, aux professions pénibles, et généralement à tout le monde, pendant l'hiver. Les personnes qui ont un tempérament bilieux ou sanguin ne devraient point en faire usage.

L'habitude des liqueurs alcooliques émousse la sensibilité de l'estomac, fait diminuer l'appétit, pervertit la sensibilité générale et produit l'abrutissement moral et physique, la folie, une vieillesse précoce, la paralysie, enfin la combustion spontanée. Prises habituellement le matin à jeun, elles déterminent, à la longue, les cancers de l'estomac; prises à la fin du repas, elles excitent l'estomac pendant un moment, et par la réaction, troublent la digestion.

Les boissons stimulantes non fermentées, le *café*, le

thé, excitent les fonctions de l'économie, sans causer l'ivresse ni troubler les idées. Le café est l'excitant par excellence, et ses effets se font sentir particuliérement sur le cerveau ; pris journellement à la fin du repas, il peut faciliter la digestion, mais l'estomac devient ensuite plus faible. Nous pourrions en dire autant du thé, qui est cependant employé avec avantage dans le cas d'une digestion laborieuse.

CHAPITRE TROISIÈME.

DES INFLUENCES DE L'ATMOSPHÈRE.

L'air environne la terre de tous côtés et s'élève à 60 ou 64 kilomètres au-dessus de sa surface : cet air s'appelle atmosphère. L'air, quoique invisible, n'en est pas moins un corps, une substance décomposable, douée de plusieurs qualités qu'il serait trop long de décrire ici; nous dirons seulement que la propriété qu'a l'air de retenir le calorique provenant des rayons solaires et celle de dissoudre l'eau, et de la retenir pendant un temps indéterminé à l'état de vapeur, causent plusieurs changements atmosphériques. Nous pouvons compter quatre changements notables, qui sont :

1º La *température chaude et séche,* qui a lieu quand l'air retient le calorique;

2º La *température chaude et humide,* qui a lieu quand l'air retient le calorique et l'eau réduite en vapeur ;

3o La *température froide et sèche*, qui a lieu quand l'air est privé du calorique;

4o La *température froide et humide*, qui a lieu quand l'air est privé du calorique et qu'il contient de l'eau.

L'air chaud et sec contient moins de matériaux respirables que l'air froid; aussi, pendant l'été, la respiration est-elle plus fréquente et plus difficile. Cette température rend le corps faible, l'appétit moins vif, le renouvellement de la soif plus fréquent, donne l'insomnie, des sueurs abondantes, et quand la chaleur est très-forte, rend paresseux, impropre aux exercices du corps et de l'esprit, et commande le sommeil quelquefois au milieu du jour. Cette température convient aux lymphatiques, aux scrofuleux et aux personnes qui sont affectées de douleurs rhumatismales; elle est très-nuisible aux bilieux et aux nerveux.

On remédie à la chaleur en empêchant les rayons solaires de pénétrer dans les appartements, en arrosant ceux-ci avec de l'eau fraîche plusieurs fois par jour; on diminue la chaleur du corps en s'abstenant d'aliments tirés du règne animal, de liqueurs alcooliques, en satisfaisant la soif par des boissons rafraîchissantes, tels que la limonade, les eaux gazeuses, etc., enfin en portant des vêtements très-légers.

La température chaude et humide est celle qui contient le moins d'air respirable. Elle convient aux constitutions sèches, nerveuses, aux personnes qui sont atteintes d'inflammations aiguës. Les précautions à prendre pour se préserver de cette température sont les mêmes que celles émises dans l'article précédent.

La température froide et sèche tonifie notre corps, rend l'air plus respirable, donne beaucoup plus de sang, un appétit plus vif, une digestion plus facile, des forces musculaires plus grandes. Cette température est préjudiciable aux tempéraments sanguins, aux personnes dont la poitrine est faible, aux lymphatiques, aux vieillards, aux enfants nouveaux nés ; elle convient aux gens bilieux, aux tempéraments athlétiques, aux nerveux. Les moyens de se préserver du froid sont assez bien connus pour qu'il nous soit inutile d'en parler.

La température froide et humide produit une sensation de froid plus considérable que le froid sec; quand elle dure longtemps, c'est-à-dire quand nos hivers sont pluvieux, elle donne lieu à des rhumatismes, à des inflammations du poumon. Le froid humide est nuisible à tous les individus en général ; il ne convient qu'aux bilieux. On se garantit du froid humide par le choix des vêtements, par les aliments, les assaisonnements et les boissons qui développent de la chaleur, et que nous avons signalés dans nos chapitres des aliments et des boissons.

Les changements de l'atmosphère agissent principalement sur la peau, et leurs influences sont transmises par celle-ci à nos organes intérieurs : le passage subit du chaud au froid arrête les sueurs, occasionne des rhumes, des fluxions de poitrine, des rhumatismes. Le passage du froid au chaud est beaucoup moins dangereux ; cependant il produit le mal de tête, le saignement du nez, les crachements de sang. On devra de

bonne heure disposer les enfants à braver impunément
les influences atmosphériques ; ainsi, pour eux, point
de vêtements trop chauds ni trop lourds ; point de laine
surtout, ni d'appartements trop chauds l'hiver et trop
frais l'été ; en un mot il faut les accoutumer à la dure,
seul moyen de les délivrer du cortége de maladies et
d'infirmités qui accompagnent les enfants trop soignés,
trop choyés, élevés dans du coton, comme on le dit
vulgairement.

L'homme qu'on n'a pas endurci contre les vicissitu-
des atmosphériques devra, à chaque changement de
saison, prendre de minutieuses précautions dans le
choix de ses vêtements.

CHAPITRE QUATRIÈME.

DES HABITATIONS.

Parmi les motifs qui ont forcé les hommes à se construire des habitations, le principal a été celui de se dé-
fendre contre les influences atmosphériques. Les lieux
élevés sont ceux que l'on doit préférer pour la construction des habitations, l'air y est plus sec, plus vif et
plus pur ; il se renouvelle mieux, et, par cela, met à
l'abri des émanations pernicieuses.

Il faut éviter le voisinage des bois, des eaux stagnan-
tes. Les fosses à fumier, si nécessaires dans ce pays,
devront être situées du côté opposé à celui qu'on ha-
bite, au lieu d'être, comme toujours, devant la porte
des habitations ; les miasmes délétères, les vapeurs cor-

rompues qui s'en exhalent continuellement, sont eux seuls la cause des fièvres intermittentes, typhoïdes, et de toutes les maladies qui portent avec elles des caractères de putridité.

Tournez la façade de vos maisons au midi oriental, de manière qu'elle se trouve, le plus possible, en rapport avec l'heureuse influence du soleil.

Tous les matériaux qui serviront à la construction devront être très-secs; les rez-de-chaussée seront planchéiés pour les préserver de l'humidité; on pourra, dans le même but, faire creuser des caves qu'on aura le soin d'aérer.

Des fenêtres nombreuses et grandes fourniront beaucoup de lumière et serviront d'une manière prompte à aérer les appartements; cependant elles devront bien joindre ensemble afin de ne pas nuire à la conservation de la chaleur lorsqu'on doit les tenir fermées.

Les appartements ne doivent être ni trop grands ni trop petits : trop grands, il est difficile de les échauffer; trop petits, l'air qu'ils renferment est promptement vicié. Ce dernier inconvénient est plus préjudiciable que le premier, car dans les appartements trop petits les maladies les plus simples s'aggravent rapidement.

Les cheminées devront être concaves, polies, luisantes, pour mieux réfléchir les rayons calorifiques; il y aura d'ailleurs économie de combustible.

On doit préférer la tuile à tous les matériaux employés pour la couverture des habitations. Il ne serait pas inutile de surmonter d'un paratonnerre chaque maison isolée et placée sur une éminence.

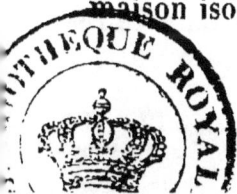

On établira les lieux d'aisances à une certaine distance du logis et on aura le soin de les construire de manière qu'ils puissent être constamment aérés.

Le terrain silicieux est celui qui convient le mieux pour établir des puits; les pierres qui serviront à leur construction devront être aussi de nature silicieuse et jointes sans mortier. On devra les éloigner des égouts de la maison, des lieux d'aisances et des fosses à fumier.

Il est très-prudent de n'habiter les maisons nouvellement construites qu'au bout de quelques mois, pour donner le temps de sécher aux matériaux qui ont servi à leur construction, ainsi qu'aux peintures et aux vernis : cette précaution évitera des rhumatismes, des oppressions de poitrine et bien d'autres maladies.

On ouvrira, dans toutes les chambres, les croisées plusieurs fois par jour pour renouveler l'air. Les chambres à coucher ne devraient être fermées que le soir; cependant, si le temps était humide, il serait bon de ne les tenir ouvertes que le temps nécessaire au renouvellement de l'air.

CHAPITRE CINQUIÈME.

DES VÊTEMENTS.

C'est dans le but de se garantir des différentes températures que les hommes se firent des vêtements; nous les trouvons dans le règne végétal et dans le rè-

gne animal. Le lin, le chanvre, le coton, sont tirés des
végétaux ; la laine, la soie, les poils, et quelquefois
même la peau de certains animaux, nous sont fournis
par le règne animal.

La *toile*, comme tout le monde le sait, est un tissu
fabriqué avec le chanvre ou le lin ; elle est très-fraîche,
incapable, par sa nature, d'augmenter la chaleur, se
mouille facilement, absorbe l'humidité de l'air, et convient particulièrement aux personnes disposées aux
maladies de la peau.

Le *coton* est plus chaud que la toile ; il laisse moins
refroidir la surface de la peau, et son usage est généralement plus avantageux ; voilà pourquoi la sensation
du froid, dans l'hiver, lorsque l'on change de chemise,
est beaucoup moins forte quand celle-ci est de coton. Il
a encore la faculté d'empêcher la sueur de se refroidir
sur notre corps. Le préjugé qui fait regarder le coton
moins sain que la toile est absurde.

La *soie* retient très-bien la chaleur ; on ne l'emploie
guère sur la peau que pour couvrir les jambes (bas de
soie). Pour avoir des vêtements chauds et légers, on
interpose, entre deux tissus de soie, du coton préparé
à cet effet : c'est la méthode dont on se sert le plus com-
munément pour confectionner nos habillements d'hiver.

La *laine*, qui a la propriété d'empêcher la chaleur
de s'échapper du corps qu'elle enveloppe, ne laisse pas
la sueur se refroidir sur la surface de la peau ; aussi un
très-bon remède contre les rhumes, les rhumatismes,
la goutte, les névralgies, etc., est l'usage d'avoir sur

la peau un gilet de laine, quoique l'habitude en soit préjudiciable aux gens bien portants, parce qu'elle les rend impressionnables aux variations atmosphériques, surtout au froid, et, par là, accessibles aux rhumatismes, catharres, etc. Une fois habitués au gilets de laine sur la peau, ils ne pourront en ressentir les effets salutaires, en cas de maladie, où son usage sera prescrit. Les malades à qui on aura ordonné de porter le gilet de laine pourront le quitter, sans inconvénient, à leur guérison, de même qu'ils cesseront les autres remèdes.

La flanelle anglaise ou bien une flanelle unie et douce doit être le lainage préféré pour être appliqué sur la peau.

Les vêtements de couleur sombre sont, toutes choses égales d'ailleurs, plus chauds que ceux de couleur blanche ; ils devront être d'un bon teint pour éviter les accidents que pourrait produire l'absorption des diverses couleurs employées dans les teintures.

Pendant les saisons chaudes, les vêtements larges, qui permettent l'introduction de l'air, seront préférés aux vêtements étroits, qu'on doit réserver pour l'hiver, parce qu'ils retiennent le calorique. Ils ne devront exercer aucune compression qui puisse mettre obstacle à la circulation ; les cols de chemises, les cravates, les jarretières, les manches d'habits ou de robes seront assez larges pour que les différentes parties qu'ils entourent soient libres dans tous leurs mouvements.

La compression trop forte, exercée par les différentes pièces de l'habillement, prédispose aux apoplexies, aux hernies, cause des varices, des engorgements, des glandes, des engelures. La compression des corsets et des pantalons trop hauts et trop étroits de ceinture nuisent à la respiration, à la digestion, empêchent le développement du sein et du foie.

Les enfants trop serrés dans leurs vêtements sont toujours difformes et quelquefois infirmes. On doit les vêtir chaudement; mais il faut bien se garder de les habituer à l'usage de la laine : c'est leur préparer un avenir de souffrances sans nombre.

L'adolescent et l'adulte devront continuer le mode de vêtements dont ils auront fait usage dans leur enfance. C'est au vieillard, chez qui les sources productives de la chaleur sont moins actives, que doivent être réservés les tissus les plus propres à retenir le calorique; les laines, les fourrures, tous les vêtements chauds, ne pourront que contribuer à sa longévité.

APHORISMES *

Ne mangez pas comme des ogres, vous ruinerez votre santé à force d'indigestions et vous maigrirez chaque jour davantage, ou bien vous donnerez à votre estomac une effrayante capacité et à votre corps une grosseur monstrueuse.

Boire outre mesure et sans nécessité, c'est compromettre à la fois sa santé, sa dignité et son repos, pour le plaisir brutal de perdre la raison.

N'entourez pas vos habitations de fosses, de cloaques infects qui vicient l'air; mettez à la place des arbres qui le purifient.

Pourquoi se vouer aux rhumatismes, en couchant dans des chambres carrelées, lorsqu'on peut les faire planchéier.

---

* L'auteur, en ajoutant ces courtes sentences, a voulu résumer les parties les plus essentielles de son écrit, et signaler comme nuisibles certains usages et plusieurs croyances encore accréditées dans les campagnes.

Ne serrez pas votre corps, n'emprisonnez pas vos membres dans des vêtements trop étroits : c'est payer cher les jouissances de la vanité.

Ceux qui fuient le bain, en véritables hydrophobes, devraient bien réfléchir qu'il n'y a pas de plus mauvais vêtement que la crasse.

La nourriture qu'on donne aux malades ne fortifie pas le malade, mais la maladie.

On ne doit pas faire suer un malade à tort et à travers, et pour cela l'étouffer sous un amas de couvertures : cela peut s'appeler l'homicide par asphyxie.

Croire aux remèdes universels est la plus meurtrière des absurdités, car il y a autant de manières de traiter qu'il y a de cas différents et de tempéraments dissemblables. Le remède de Le Roy, par exemple, compte plus de victimes que l'arsenic.

N'attendez pas que le malade soit à la dernière extrémité pour appeler le médecin, qui n'a pas pour fonction de faire les enterrements.

Il est absurde de repousser le médecin instruit, dévoué, désintéressé, pour courir écouter, grands yeux ouverts, gueule béante, le premier charlatan venu, ignorant, crasse et fainéant ignoble, mais fripon fieffé, qui échange l'argent du pauvre contre des saletés dont ce dernier se frotte ou qu'il avale avec une déplorable confiance.

Il est plus absurde encore de croire aux *sorciers* qui donnent le mal et aux *devins* qui en délivrent. Vos sorciers sont toujours de pauvres diables sans le sou, et vos devins de misérables imposteurs, qui ont seulement deviné le moyen de faire passer dans leurs poches l'argent que vous aviez dans les vôtres.

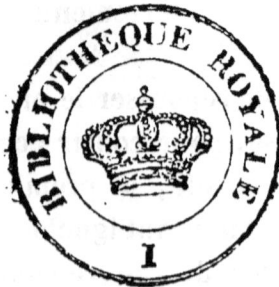